64
d 228.
AF468034

AVIS

AUX DAMES FRANÇAISES

SUR

L'INOCULATION

DE LEURS ENFANS.

Td 64 228

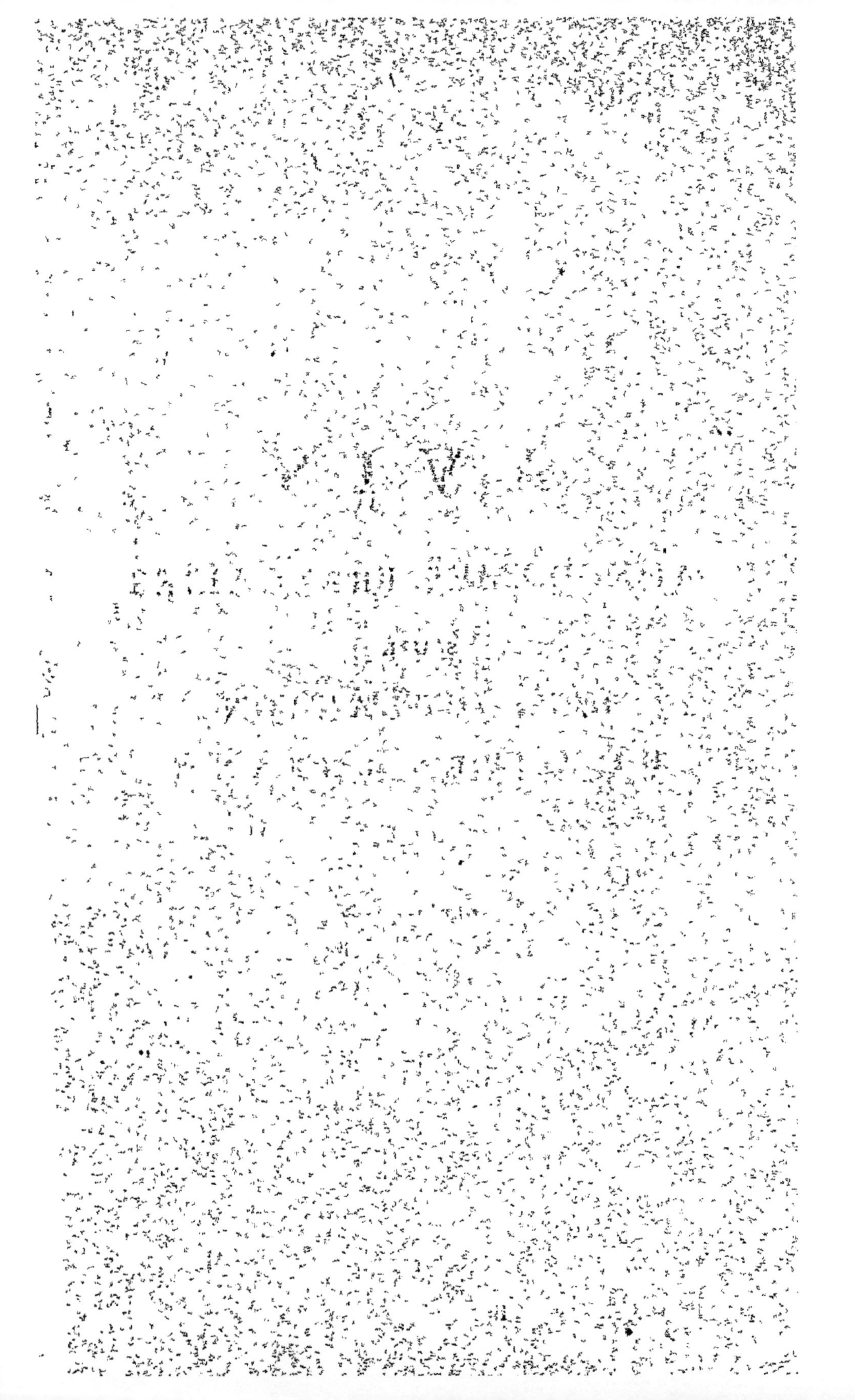

AVIS
AUX DAMES FRANÇAISES
SUR
L'INOCULATION
DE LEURS ENFANS.

Par F. E. L'HARIDON,

Membre correspondant de la Société Médicale de Paris, et de celle des Observateurs de l'Homme; Officier de santé en chef de l'expédition de découvertes, commandée par le capitaine Baudin.

BIBLIOTHÈQUE ROYALE

Je venge l'art heureux trop long-tems rejeté,
Qui conserve à la fois la vie et la beauté.

A PARIS,

Chez GABON, Libraire, rue et à côté de l'Ecole de Médecine.

AN IX.

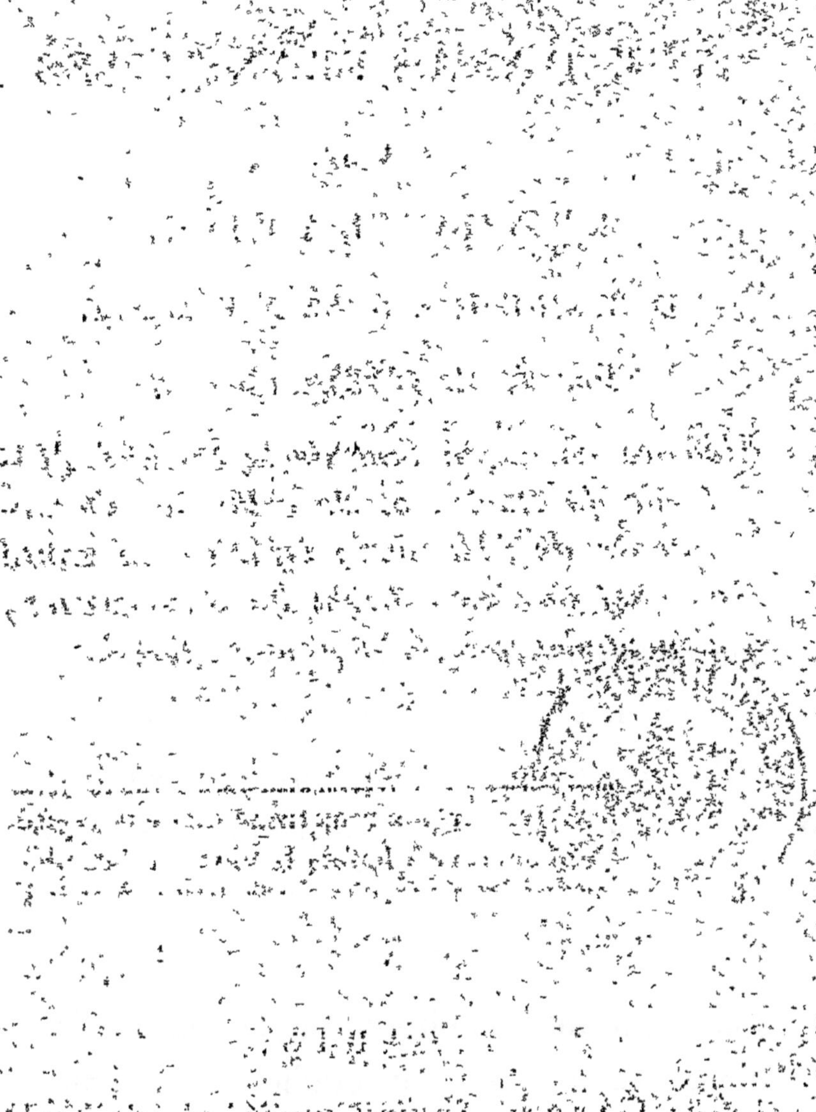

AVANT PROPOS.

Il ne faut pas s'attendre à trouver ici un livre classique d'inoculation. Si l'on excepte certain plan sur lequel, à ce que je crois, on n'a point encore travaillé, tout est épuisé sur cette matière. Nous n'aurions plus rien à desirer si quelqu'un prenoit la peine de réunir en un petit dictionnaire, ce qu'il y a de plus raisonnable à savoir sur l'*insertion*. Peut-être un jour acheverai-je ce livre que le desir d'être utile m'a fait entreprendre. Aujourd'hui je cherche moins à instruire qu'à persuader. C'est aux femmes, aux mères que je m'adresse; ce sont elles sur-tout que je veux convaincre des bienfaits de l'inoculation.

Ceux qui ont l'habitude de la société des femmes, et qui se sont étudiés à en connoître le caractère spécial, savent que « naturellement amies du beau, elles recherchent aussi l'harmonie des paroles et la richesse des images. Les raisons peuvent bien les convaincre, mais ce sont sur-tout les ornemens de l'éloquence qui les entraînent et les persuadent ; pour leur plaire, il ne suffit pas d'écrire avec force, il faut encore que le style soit fleuri ».

J'ai donc mêlé à ma prose quelques vers déjà connus ; j'en dois l'idée à un de mes plus habiles maîtres, le citoyen Duret, dont la profonde érudition et l'expérience consommée suppléeront souvent aux connoissances que mon âge ne m'a pas encore permis d'acquérir.

Quoique je ne prenne point à tâche de traiter *ex professo* de l'inoculation, je ne passerai cependant sous silence aucun article important. Les préjugés, sur-tout, seront attaqués dans tous les sens : assez et trop long-temps ils ont lutté contre l'évidence ; il faut enfin que l'inoculation, dégagée de ses entraves, reste seule en possession de tous les esprits, et soit généralement admise.

Je dirai d'abord un mot de l'histoire de

l'inoculation, sur laquelle, toute fois je ne ferai que glisser en quelque sorte. Les détails indispensables dans un ouvrage didactique surchargeroient infructueusement celui-ci. J'éloignerai donc tous les faits obscurs ou secondaires, pour ne m'attacher qu'à la partie essentiellement philosophique, dont je tâcherai de déduire des corollaires qui puissent substituer la confiance à la crainte puérile de quelques personnes. En même tems, je parlerai de l'histoire particulière et de l'indispensable nécessité de l'inoculation à Brest. On a plus fait dans cette ville qu'en aucune autre de France pour son admission générale. C'est un titre de plus que les membres du conseil de salubrité navale ont acquis à l'estime et à la reconnoissance publique.

Enfin je traiterai de la nature de la petite vérole et de ses moyens curatifs les plus convenables, d'après les principes de *Sydenham*, de *Brow* et *Darvin*; je parlerai de la préparation et du choix du sujet que l'on se propose d'inoculer, de l'âge le plus propre à l'inoculation, de la saison, du choix du levain, du régime dans les diverses circonstances, des dangers à éviter et des précautions à prendre.

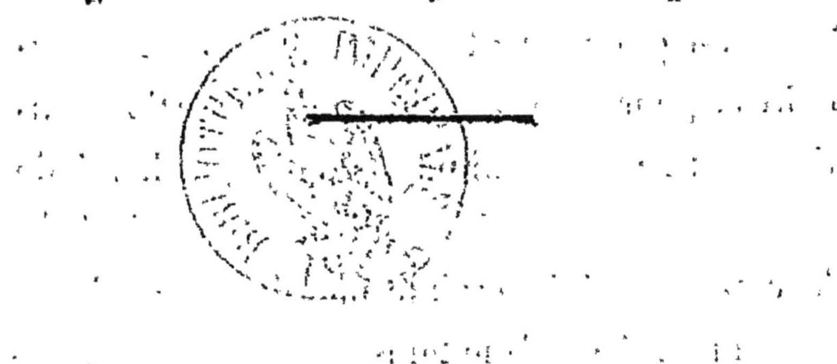

AVIS
AUX DAMES FRANÇAISES
SUR
L'INOCULATION
DE LEURS ENFANS.

Premier apperçu (1).

Si l'homme plus ami de son bonheur, sacrifiant moins à un petit nombre de passions folles qui le dégradent, s'occupoit davantage des moyens faciles de se procurer des jouissances plus réelles, plus conformes à sa nature ; si la beauté, qu'il semble n'admirer

(1) Je remets au retour de la campagne que je vais faire, l'impression d'un ouvrage complet, dont ce premier apperçu n'est qu'un léger fragment. J'espère recueillir dans ce voyage des matériaux propres à perfectionner cet ouvrage.

que par distraction, et que pourtant il idolâtre, lui paroissoit d'un tout autre prix; ou si, consultant plus qu'il ne fait ses intérêts, la raison et son cœur, il retenoit mieux les leçons de l'expérience, je n'aurois pas besoin de prendre dans cet écrit la défense de l'inoculation. Sa rédaction ne m'auroit pas fait interrompre des essais d'un tout autre genre, qui me feront probablement plus d'honneur, en ce qu'ils seront d'une utilité plus générale.

Mères, tendres mères de famille, c'est spécialement à vous que je veux parler des bienfaits trop méconnus encore d'un art qu'il est sur-tout de votre interêt d'accueillir (1). La nature en nous donnant la force et le courage, vous a departi la sensibilité et la beauté. Si par fois, prodigue alors en ses dons, elle nous favorise d'un physique avantageux, nous le

(1) En fait d'inoculation, ce sont les femmes, ce sont les mères, sur-tout, qu'il faut gagner et séduire, si l'on peut s'exprimer ainsi; en excitant dans leurs cœurs la crainte et la pitié; la pitié pour les tendres victimes de la petite vérole; la crainte en leur présentant l'image de la mort et le masque de la laideur.

devons plus communément au bonheur d'avoir été confiés par l'amour aux soins d'une mère à la fois aimante et belle.

C'est donc à vous, qui veillez par instinct autant que par devoir sur les premières années de l'enfance à protéger tout à-la-fois en elle la vie et la beauté. Votre influence sur cet âge intéressant est incalculable. Vous pouvez en quelque sorte ouvrir à votre gré devant lui une carrière riante ou pénible. Hésiteriez-vous dans le choix ?

Il est, je ne l'ignore pas, quelques mères indifférentes, quelques mères indignes de ce nom qui regardent leurs enfans comme des étrangers, et s'inquiètent fort peu de tout ce qui pourroit améliorer leur sort.

Jamais leur cœur n'a palpité à leurs innocentes caresses. Leur froid visage demeure muet lorsque l'ame pure de ces infortunés s'épanouit, par le rire, sur leur figure angélique, comme pour solliciter un tendre retour de sensibilité.

Que ne puis-je, interprète des sentimens de ces enfans, malheureux toute la vie pour avoir été négligés en bas âge, adresser à leurs mères les justes reproches qu'ils sont en droit d'élever contre elles ! Mais ma plume accoutumée aux riantes images, se refuse déjà à des tableaux si sombres. Je n'ai pas d'ailleurs l'esprit assez fort pour combattre les vices, et mon cœur ne se plaît qu'aux bons conseils.

Je me bornerai donc à dire que, tous à peu-près, nous sortons des mains de la nature pour être ensuite façonnés par nos instituteurs, tant au physique qu'au moral. C'est dans l'enfance, qu'à la perfection près, on nous fait ce que nous devons être par la suite. C'est à cette heureuse époque de la vie qu'on est en quelque sorte maître de donner à ses enfans telle constitution physique qui prévient toujours en notre faveur (1), et cette beauté d'ame qui ajoute encore à l'impression de la première entrevue. Sans doute à mesure que l'institution sociale s'améliorera, l'inoculation précédera chez chaque homme l'éducation qui devra fixer son rang dans la société. Y a-t-il en effet un art plus important et d'une utilité

(1) O jeune homme, tandis que ton visage est frais, va caresser la fortune; elle est femme, elle chérit les premières années de la vie humaine.

MERCIER.

plus générale que celui qui a pour objet les deux plus grands intérêts, la vie et la beauté (1).

C'est une femme qui, la première, a fait connoître en Europe les avantages de l'inoculation. Elle étoit mère; deux enfans, un fils et une fille partageoient sa tendresse sans bornes et faisoient le charme de sa vie. La mort de ces objets adorés, auroit infailliblement entraîné celle de la plus tendre des mères. Il falloit donc assurer leur précieuse existence;

---

(1) L'inoculation ne doit-elle pas être mise à la tête des moyens indiqués par le professeur *Alphonse Leroy*, pour donner plus généralement à l'espèce humaine, ces contours, ces formes arrondies qui, dans quelques femmes et chez certains enfans de nos villes, nous offrent les principaux attributs de la grace et de la beauté. On doit la mettre à la tête des moyens proposés par ce médecin philosophe pour ramener à cette race distinguée par ses charmes et son intelligence, à ces formes sublimes transmises par l'antiquité dans ses chefs-d'œuvres, à ce type parfait voisin du beau idéal, où sont, pour ainsi dire, parvenus les Brames, par l'effet même de l'inoculation.

Mémoires de la société médicale d'émulation.

mais ne restoit-il rien de plus à faire, et ce premier soin suffisoit-il pour rassurer le cœur brûlant d'une mère passionnée pour la plus grande félicité de son sang (1)? Non sans doute, il importoit encore de conserver à toutes les parties qu'il vivifiait, ces rapports parfaits, cette convenance spéciale des proportions et des teintes qui constituent la beauté. La beauté, qu'on n'entrevoit jamais sans émotion, sans se sentir pénétré d'un je ne sais quel sentiment religieux, et dont l'admiration loug-tems soutenue nous fait passer par toutes les nuances de plaisir et de peine, depuis la sensation la plus douce, jusqu'à la frénésie parfaite... Or, la beauté, la perfection individuelle, le puissant moteur de toutes nos actions, qui fait le charme de nos plus beaux jours, et sans laquelle il n'y auroit pas de félicité réelle sur la terre, ni de société entre les hommes, c'est l'inoculation seule qui la leur peut garantir. C'est aussi là le moyen qu'employa *Milady Wortley*

(1) Montagu de Bisance
Apporte en son pays
Cet art dont la puissance
A conservé son fils.
Inoculation, poëme.

Montàgu pour soustraire ses enfans aux attaques de la plus perfide des maladies.

Milady Wortley Montagu, femme célèbre par la force de son esprit et par l'étendue de ses connoissances, avait accompagné à Constantinople, son mari qui étoit ambassadeur d'Angleterre à la Porte. A peine eût-elle vu l'inoculation, qu'elle en comprit tous les avantages, et qu'elle résolut d'inoculer son fils, projet qu'elle exécuta en 1717.

Wortley, qui sous les traits et l'habit d'une femme,
Recélait d'un grand homme et le courage et l'ame,
Wortley, dont le génie embrassoit tous les arts,
Trouva l'art que je chante aux rives du Bosphore;
Elle en voit les bienfaits semés de toutes parts;
Ses yeux sont éclairés, son cœur hésite encore.
Tremblante, sur son fils, tendre enfant qu'elle adore,
Cette mère sensible arrête ses regards,
Le serre dans ses bras, s'en éloigne et soupire;
La crainte la retient, la tendresse l'attire;
Trois fois elle saisit le fer étincelant,
Trois fois le fer échappe à sa main maternelle;
« Mais l'amour qui veilloit sur son fils et sur elle,
« Vint affermir son cœur, et son bras chancelant
« Déjà l'acier tranchant qu'un sang vermeil colore,
« Des bras du jeune enfant a coupé le rézeau;
« Le germe le plus pur est greffé sur sa peau.
« La mère impatiente enfin le voit éclore,

« Et l'objet fortuné d'un courageux amour
« Tiendra d'elle deux fois la lumière du jour.

A son retour à Londres, dans le commencement du règne de Georges Ier, en 1721, elle fit inoculer sa fille, et engagea la princesse de Galles à soumettre à cette opération les princes ses enfans.

Au nom seul de ce mal, Coraline frissone,
Son cœur est palpitant, sa tendresse s'étonne.
Oses, dit Moutagu, le porter dans leur sein!
La princesse pâlit et Wortley la rassure,
Combat les sentimens de la foible nature;
Voilà mon fils, dit-elle; aux murs de Constantin
J'ai su le préserver du mal par son lêvain.
Madame, ainsi que vous j'étois mère craintive,
Je ne hâterai point un danger incertain,
Disois-je... Cependant inquiète, attentive,
Je portois mes regards sur les bords de l'Euxin:
O merveille! par-tout une heureure industrie
De la contagion enchaînoit la furie....
Alors je rappelai ma vertu, mon courage,
J'inoculai mon fils, sa vie est mon ouvrage,
J'ai conservé la fleur de ses jeunes appas.
Ah! si dans ces combats, cédant à ma foiblesse,
J'eusse écouté la voix d'une aveugle tendresse,
Peut-être la laideur, peut-être le trépas,
O mon fils, t'eût frappé, renversé dans mes bras!
Depuis que j'ai vaincu le mal par mon adresse,
Cent fois d'un œil serein, d'un cœur indifférent,
Sur les pas de mon fils j'ai vu ce monstre errant.

Peut-

Peut-être en ce moment ce dangereux prothée
Exale dans ses murs sa vapeur empestée ;
Il voltige peut-être autour de ces lambris.
Madame, le temps presse : il faut sauver vos fils :
Ils ne sont point à vous, ils sont à la patrie ;
Elle vous confia le dépôt de leur vie ;
O ciel ! attendez-vous que s'élançant sur eux
Un tigre déchaîné les dévore à vos yeux ?
S'ils tomboient sous ses coups, quels regrets ! quel
reproche !
De quel œil pourriez-vous soutenir leur approche ?
De quel œil verriez-vous leurs visages hideux ?
Vous mourriez de douleur ! Ah! vivez avec eux.
L'insertion vous tend une main bienfaisante,
Le plus heureux succès comblera votre attente.

Les enfans de la princesse furent donc inoculés et s'en trouvèrent à merveille. L'Angleterre suivit son exemple, et depuis ce temps un nombre incalculable d'enfans mâles doivent la vie à la princesse et à madame *Wortley Montagu*, et autant de filles leur doivent leur beauté.

Avant cette époque on n'avoit aucune idée de l'inoculation dans nos contrées, et les enfans, sans défense, y périssoient impitoyablement, moissonnés par la petite vérole naturelle, ou végétoient sans cesse humiliés après avoir été hideusement flétris plus ou moins sans doute. Mais qu'on ne s'imagine pas que la petite vérole naturelle soit quelquefois innocente. Je soutiens qu'elle ne l'est jamais. La figure qu'elle semble avoir le plus ménagée, porte encore l'empreinte de sa malignité. Il est vrai que ces altérations ne sont aux yeux du commun des hommes, que comme des nuances imparfaites dans un tableau fort beau d'ailleurs. Mais quand il est si simple de les éviter, pourquoi supposant même qu'il n'en arrivât rien de plus fâcheux, s'y exposer volontairement?

L'influence de la petite vérole naturelle est par rapport à une belle figure, comme celle du feu, sur de belles mains. Or, tout le monde connoît les engelures, chacun sait à-peu-près qu'elles naissent de l'imprudente habitude de présenter subitement ses mains réfroidies à un haut degré de chaleur. Il se fait alors entr'autres phénomènes une accumulation de fluides, que le temps, aidé des moyens convenables, parvient à dissiper en partie, mais dont il reste toujours des vestiges désagréables, telles qu'une couleur rembrunie de la peau, des doigts plus gros que précédemment et au total une altération manifeste. L'eau chaude produit le même effet : de-là les mains ridées des lavandières dont parle *Darwin*.

Toutefois est-il constant que cette détestable maladie en modifiant la somme des irritations particulières, détruit l'uniformité des développemens naturels, qu'elle précipite l'accroîssement de telle partie, dont elle a modifié l'action en plus au détriment de telle autre, qu'elle stimule en moins. C'est aux effets de la petite vérole naturelle que nous devons ces exemples, aussi multipliés que ridicules, des faces les plus bizarres. Qu'on y réfléchisse et l'on sera bientôt convaincu, que telle femme à laquelle il ne manque pour égaler en beauté, la Vénus de la fable, que d'avoir ou le front plus saillant, ou le nez moins arqué, ou les lèvres moins grosses, la figure plus ovale ou les coûleurs mieux distribuées ; que cette femme dis-je, ne doit cette imperfection qu'à la petite vérole naturelle. Tant qu'on la laissera régner parmi les hommes, on ne doit pas s'attendre à voir des beautés parfaites (1).

(1) Une célébre danseuse du théâtre des Arts, à Paris, aujourd'hui peut-être la plus belle femme de 'Europe, n'est cependant pas accomplie ; il a fallu

Lorsque *milady Montagu* de retour dans sa patrie, y eut par des succès aussi multipliés que les nombreuses tentatives qui en furent faites, démontré l'innocence et la certitude de l'inoculation, cet art fixa l'attention des savans; il devint sur-tout l'objet des observations impartiales des philosophes. Voltaire fût un des premiers à s'en occuper; on peut dire de lui qu'il a fait franchir le pas de Calais à l'inoculation. Voici ce qu'il écrivoit sur cette matière dès 1727.

« On dit tout bas dans l'Europe chrétiennne que les anglais sont des fous et des enragés, des

---

payer le tribut à la petite vérole, et l'on assure qu'elle lui doit une légére imperfection. Je citerai une autre femme que la nature semble s'être étudiée à former. Aucuns charmes imaginables, quand elle est sortie de ses mains complaisantes et prodigues envers elle, ne devoit manquer à sa perfection. A la voir encore, et à en juger par ce que la petite vérole n'a pu lui enlever, on seroit porté à la croire faite dans le principe, pour être parmi nous le modèle du vrai beau, pour concilier nos opinions à ce sujet, pour concentrer l'admiration des hommes et les entraîner tous à lui porter leurs vœux en offrande. Quel dommage que ses parens n'ayent point eu le bon esprit de la faire inoculer!

fous, parce qu'ils donnent la petite vérole à leurs enfans pour les empêcher de l'avoir; des enragés parce qu'ils communiquent de gaîté de cœur, à ces enfans une maladie certaine et affreuse, dans la vue de prévenir un mal incertain. Les anglais de leur côté disent que les autres européens sont des lâches et des dénaturés. Ils sont lâches en ce qu'ils craignent de faire un peu de mal à leurs enfans; dénaturés en ce qu'ils les exposent à mourir un jour de la petite vérole.

« Les femmes de Circassie sont, de temps immémorial, dans l'usage de donner la petite vérole à leurs enfans, même à l'âge de dix mois. Les boutons de l'enfant à qui l'on a donné la petite vérole artificielle, servent à porter la maladie à d'autres. C'est une circulation presque continuelle en Circassie, et quand malheureusement il n'y a pas de petite vérole dans le pays, on est aussi embarrassé qu'on l'est ailleurs dans une mauvaise année. Ce qui a introduit en Circassie cette coutume qui paroît si étrange à d'autres peuples, est pourtant une cause commune à tous les peuples de la terre, c'est la tendresse maternelle et l'intérêt.

« Lorsque la petite vérole se met dans une famille, on doit craindre qu'une fille n'en meure, qu'une autre ne perde un œil, qu'une troisième ne relève avec un gros nez; ou que la famille toute entière ne soit ruinée sans ressources.

« Les turcs qui sont gens éclairés, adoptèrent la coutume des circassiennes, et aujourd'hui il n'y a pas de pacha dans Constantinople, qui ne donne la petite vérole à ses fils et à ses filles en les faisant sevrer. De tous ceux qui sont inoculés en Turquie et en Angleterre, où l'insertion a été introduite par l'ambassadrice madame Wortley Montagu, aucun ne meurt, s'il n'est infirme et condamné à mort d'ailleurs. Il est donc certain que si quelqu'ambassadrice Française avoit apporté ce secret de Constantinople à Paris, elle auroit rendu un service éternel à la nation. Vingt mille hommes morts à Paris de la petite vérole, en 1723, n'auroient pas succombés.

« Quoi donc! est-ce que les français n'aiment point la vie? est-ce que leurs femmes n'aiment point leur beauté? En vérité nous sommes d'étranges gens ».

L'exemple donné par Voltaire a été suivi par plusieurs gens de lettres qui sembloient s'être fait gloire de rendre justice à l'inoculation et d'en conseiller la pratique. Le célèbre La Condamine s'est sur-tout illustré dans cette carrière, et son second mémoire passera à la postérité, comme un chef-d'œuvre de diction et de philosophie. Comment se fait-il qu'après tant d'excellens ouvrages, il faille encore prendre la plume pour en renouveller la doctrine et pour en propager les principes? On seroit porté à croire qu'il en est des bons livres comme de ces plantes précieuses que l'habileté des cultivateurs et leurs soins assidus ne peuvent pas toujours préserver des influences malignes qui les font périr.

Rousseau, l'austère Jean-Jacques, n'a pu se dispenser de donner dans Emile, son opinion sur l'inoculation. L'on voit avec plaisir qu'il en étoit partisant et qu'il en a conseillé la pratique; tant il est vrai qu'on ne peut élever contr'elle aucun doute raisonnable.

Comment, dit le philosophe, nous conduirons-nous avec notre élève, relativement au danger de la petite vérole? La lui ferons-nous inoculer en bas âge, ou bien attendrons-nous qu'il la prenne naturellement! Le premier parti plus conforme à notre pratique, garantit du péril l'âge où la vie est la plus précieuse. Le second est plus dans nos principes généraux de laisser faire en tout la nature. Mais ce raisonnement iroit très-mal au plus grand nombre des enfans. Leur éducation les prépare à ne point échapper à la petite vérole au moment qu'ils en seront attaqués. Si on la laisse venir au hazard, il est propable qu'ils en périront. Je sais que dans les différens pays on résiste d'autant plus à l'inoculation qu'elle y devient plus nécessaire, et la raison de cela se sent aisément.

Cependant l'inoculation n'a pas toujours eu France que des partisans zélés. La chose la moins incontestable et la plus évidente dans les résultats, y a souvent été réduite en problème par les individus les moins faits pour l'apprécier.

Souvent aussi elle n'a été contestée que par des hommes intéressés à la condamner. Mais tandis qu'en France sur-tout, accumulant erreur sur erreur, chimères sur chimères contre l'inoculation, on s'attachoit à combattre l'évidence, un peuple sage, nous laissant la folie des disputes et l'opiniâtreté de l'aveuglement, saisissoit les bienfaits de cette pratique salutaire.

Que l'on voyage dans la Suisse, on verra chaque père de famille attentif à faire inoculer ses enfans dès leur plus tendre jeunesse ; il croiroit manquer à un devoir essentiel s'il s'y refusoit par négligence ; aussi voit-on la génération qui s'élève belle, fraîche et brillante. Les visages ne portent plus l'empreinte de ce fléau cruel (la petite vérole). Tous les fronts ont conservé cet éclat qui ajoute encore aux attraits de la beauté.

Mais si l'on voyage en France, si l'on s'y promène dans les villes sur-tout, on voit avec chagrin que les vieux préjugés n'y sont pas détruits. C'est encore un spectacle affligeant que d'y rencontrer des visages défigurés sur des bustes d'ailleurs gracieux, et l'on ne sait combien de temps encore la beauté française sera soumise à cette grêle affreuse qui épargne les habitans de l'Helvétie.

Pourquoi le français s'obstine-t-il à voir le nez et les joues de ses filles rongés et cicatrisés, leurs yeux éraillés, lorsqu'elles pourroient conserver ce poli qui, avec les graces qui les animent, les rend les plus charmantes créatures de l'Europe ; car leur démarche, leur maintien et leur habillement ont un agrément qui les distingue des femmes des autres peuples.

Long-tems combattue, l'inoculatiou triomphèra-t-elle enfin? Une suite constante et non interrompue d'heureux succès, en devroit avoir déjà fixé parmi nous le règne et les avantages. Il ne suffit pas qu'elle soit en honneur chez quelques personnes opulentes, il faut qu'elle soit universellement adoptée.

Je ne connois pas encore le bonheur de evoir à une épouse chérie des enfans dont on uisse se glorifier d'être le père. Je ne sens eut-être pas bien toute la sollicitude qui naît n pareil cas de la réciprocité de tendresse. Il aut néanmoins que son influence soit bien rande sur les cœurs sensibles, si j'en juge par e que j'éprouve, lorsque chez mes amis mariés, il m'arrive d'être témoin des inquiétudes ue leur donnent les plus légères indispositions les gages chéris de leur tendresse. Je ne puis onc, à la rigueur, blâmer la crainte d'un bon père qui, faute de connoissances suffisantes et pprofondies des lois organiques de ses semblables, redoute pour ses enfans une opération ont il ne peut ni prévoir, ni atténuer les conséquences; mais quoi! les conseils désintéressés le l'amitié franche et clairvoyante seront-ils ternellement repoussés?

Sans doute je pourrois m'élever ici avec force contre ces écrivains ineptes ou de mauvaise foi qui, au mépris de l'évidence, n'ont point rougi d'écrire de la manière la plus envenimée, la plus absurde et la plus vile contre l'inoculation. Mais j'aime mieux m'en tenir aux avis plus importans des philosophes qui se sont occupés de cette matière, et à la tête desquels se trouve à plus d'un titre *Milady Montagu*, que je ne puis me lasser de citer en exemple à celles dont j'ambitionne d'être lu.

Qui l'eût osé prévoir, une femme, une mère,
De tous ses ennemis, triompha la première!
Aux peuples étonnés arracha le bandeau,
Osa de la raison leur montrer le flambeau.

Voici ce qu'elle écrivoit d'Andrinople à une de ses amies :

« La petite vérole, si cruelle en Angleterre, n'est ici qu'une bagatelle. L'inoculation l'a réduite à peu de chose; ce sont les femmes qui font cette opération. On rassemble plusieurs sujets, et on mande une de ces inoculatrices, qui apporte une coquille de noix pleine de pus de petite vérole, et fait quelques piqûres en plusieurs parties du corps, avec une grande aiguille.

Les enfans qui ont subi l'opération jouent et se portent bien pendant huit jours. Ce tems écoulé, ils ont la fièvre, on les met au lit. C'est l'affaire de deux autres jours. Ils n'ont que vingt ou trente boutons au visage et ces boutons ne laissent aucune trace.

On fait tous les ans cette opération à des milliers d'enfans. Personne ne meurt de l'inoculation; je suis si convaincue de la bonté de cette opération, que j'ai résolu de la faire éprouver à mon fils.

J'aime assez ma patrie pour tâcher d'y introduire cet usage; j'écrirois même aux médecins, si je les croyois assez généreux pour sacrifier leur intérêt particulier à celui de l'humanité. Mais je craindrois au contraire de m'exposer à leur ressentiment. Quel danger pour moi, si j'entreprenois de leur enlever le revenu qu'ils tirent de la petite vérole! Mais à mon retour en Angleterre, j'aurai peut-être assez de zèle pour leur déclarer la guerre. Admirez mon courage héroïque!

Le docteur Madox, évêque de Worcester prêcha en 1746 un sermon célèbre en faveur de l'inoculation, dans la même chaire où trente ans auparavant, le prédicateur Massey l'avoit traitée d'invention du démon.

Peuple, disoit Madox, l'ange exterminateur
Tient son glaive levé sur vos fragiles têtes ;
Un mal contagieux regne aux lieux où vous êtes ;
C'est en le prévenant qu'on brave sa fureur....
Dans vos frêles vaisseaux, de votre propre main,
Osez, pour l'affoiblir, insérer son levain....
La raison éclairée, et la sage nature,....
Et la religion qui marche sur leurs pas
Vous offrent à l'envi, ce remède suprême,
Pour vos enfans chéris, vos femmes et vous-même.

La conviction, fille aimable de l'éloquence, nacquit ici de l'élan, du génie patriotique. Londres vit ausssitôt s'élancer dans ses murs un hôpital *des inoculés* (1). C'étoit à qui contribueroit

---

(1) Le docteur Woodville, dont les lumières et le zèle dirigent actuellement cet hôpital, ne voulant pas borner ses soins à multiplier davantage les preuves de l'efficacité d'une méthode suffisamment expérimentée, a porté les recherches sur le *Cowpox*, *Vaccine*, *ou petite vérole des vaches*; il en est résulté la preuve authentique que cette maladie peut être substituée à la petite vérole ordinaire, qu'elle en garantit aussi sûrement que le fait l'inoculation de cette dernière, et avec des symptômes infiniment plus légers.

à faire construire ce monument de la piété publique, l'espoir des infortunés et l'un des plus surs moyens d'accroître la population et d'amender physiquement l'espèce humaine (1). Depuis cette époque les médecins philosophes (2), les hommes de lettres les plus distingués, amis chauds de la félicité des peuples, de la perfection physique des individus et de leur excellence morale, n'ont cessé de solliciter de semblables établissemens dans leur patrie respective et notamment en France, le théâtre favori

(1) L'établissément général de l'inoculation seroit très-avantageux à une nation, il conserveroit des hommes, et en préserveroit d'autres des infirmités qui sont trop souvent la suite de la petite vérole naturelle. BEAUMARCHAIS.

(1) Le seul moyen d'éloigner le danger de la petite vérole, c'est l'inoculation. Mais ce moyen salutaire, qu'on doit regarder comme une grace particulière de la providence, ne peut être à l'usage du peuple, que dans les pays où on a fondé des hôpitaux destinés à cet usage, et il est bien étonnant qu'on n'en fonde pas par-tout. Corvisart, Thouret, Portal, Pinel, Hallé, Alibert, Moreau, etc. : tous les professeurs de l'école de médecine partagent cette opinion.

des sciences, des arts et de la philosophie qui les réunit tous, pour les épurer et les étendre ensuite davantage. Cependant Paris, le centre de tout perfectionnement, le creuset où s'épurent les connoissances anciennes, et le berceau des plus brillantes découvertes modernes; Paris, la source et le dépôt de tout ce que peuvent l'homme physique et moral, n'a point encore son hôpital des inoculés (1). Or la persuasion qui en sortiroit comme d'un foyer de lumière, n'échauffant pas le cœur indécis des mères craintives, celles-ci abandonnent leurs enfans au hasard, aux ressources incertaines de la nature et aux attaques dangereuses d'un mal incalculable.

Hélas! c'est à Paris que, coulant dans nos veines,
Avec ton doux poison, perfide volupté,
Le poison d'Arabie a plus d'activité (2).
C'est à Paris sur-tout que ces nimphes si vaines

---

(1) On vient néanmoins d'y former tout récemment une sorte d'établissement de ce genre; il y a tout lieu de croire qu'il deviendra des plus intéressans par l'habileté et le zèle de ceux qui en sont chargés.

(2) Les praticiens portent à 15000 le nombre des personnes mortes à Paris dans l'épidémie varioleuse de l'an 6. AUBERTON.

De l'ascendant flatteur qu'a sur nous la beauté,
Meurent dans leur printems, ou vivent condamnées
A regretter l'éclat de leurs graces fanées (1).

Me sera-t-il permis de m'adresser ici plus particulièrement à vous, habitantes de Brest, mères sensibles, dont j'ai tous les jours le bonheur d'admirer les qualités aimables. Vous avez été plus que les habitans de la capitale, dans le cas de vous convaincre de l'efficacité de l'inoculation.

Le professeur Duret et ses collègues, les membres du conseil de salubrité navale (1), dont l'humanité et le zèle pour le perfectionnement des diverses branches de la médecine ne peuvent être compares qu'à l'étendue des connoissances qui vous les rendent précieux et chers, ont su inspirer aux chefs civils et militaires de ce

---

(1) Les dangers de la petite vérole sont pour les habitans des villes sur-tout, en raison composée de la population et de l'encombrement des édifices.

(2) Leurs démarches pour faire jouir les jeunes marins des bénéfices de l'inoculation, ne font pas moins d'honneur à leur sagacité qu'à leur zèle. On les voit toujours consacrer l'érudition médicale à plaider la cause de l'humanité.

tement leur juste connfiance dans l'inoculation, et les ont porté à faire établir des salles provisoires pour celle des jeunes marins.

Pourquoi faut-il qu'il ne nous reste plus de cet établissement que le souvenir de son utilité?

Il ne sera pas inutile de donner ici l'extrait des lettres écrites à ce sujet par les généraux de mer et par l'ex-ministre Truguet. Peut-être l'esprit de ces lettres remis sous les yeux du gouvernement le déterminera-t-il à statuer sur l'objet qu'elles avoient pour but.

« Je sens à tel point (lettre de Truguet,
« ministre de la marine à l'ordonnateur à Brest)
« les avantages que me promettent et que me
« garantissent les talens et l'expérience de ceux
« qui ont proposé l'inoculation des jeunes ma-
« rins avant leur embarquement, que je suis
« décidé à l'étendre à Toulon et à Rochefort,
« qui ne me paroissent pas moins susceptibles
« des grands avantages qui peuvent résulter de
« l'établissement d'un hospice à ce sujet ».

Cependant ce projet n'a point été exécuté. Toulon ni Rochefort n'ont point encore vu inoculer les jeunes marins qui y servent, et Brest ne les a fait jouir de cet avantage que fort passagèrement, de sorte que l'armée navale est peut-être au moment de faire renaître les craintes, les, les justes craintes que manifestoit l'amiral Morard de Galle, dans sa lettre du 2 thermidor an 5 aux membres composant le conseil de salubrité navale à Brest.

Les motifs, disoit-il, qui m'ont determiné à inviter l'ordonnateur de ce port, à prescrire les dispositions nécessaires pour l'inoculation des mousses et novices embarqués, qui n'ont point encore eu la petite vérole, pouvant d'un moment à l'autre attirer ce fléau sur l'armée navale intéresse trop évidemment la chose publique, pour que je ne mette pas le complément à ma démarche en vous invitant à accélérer par tous les moyens qui sont en votre pouvoir le moment où les mousses pourront être inoculés.

La maladie dont il s'agit de les préserver, prenant chaque jour en ville (1) un caractère plus

(1) Brest est dans ce moment encore en butte aux ravages d'une petite vérole, qui devient de jour en jour plus intense.

grave, peut incessamment se manifester à bord des vaisseaux destinés à prendre la mer.

Vous sentez, sans doute comme moi, que si ce mal contagieux gagnoit l'armée navale avant son départ, il pourroit la retenir en rade, paralyser les projets du Gouvernement, et que s'il ne se manifestoit au contraire qu'après la sortie de l'armée, ses suites n'en deviendroient que plus funestes à la république et à l'humanité.

Les amiraux Bruix, Nielli, Villaret (Villaret dont la lettre est pleine d'érudition médicale et de faits historiques de la plus grande importance), ont en divers tems manifesté les mêmes desseins sans que pour cela leurs vœux ayent été couronnés de plus de succès.

Quoi ! les premiers officiers de la marine française, les généraux les plus estimés, les plus intéressés au succès des opérations maritimes, auront unanimement demandé de faire inoculer les jeunes marins avant de les employer sur les vaisseaux, et la voix de tant d'hommes distingués ne se sera faite entendre que dans le désert !

Dites, amiral Bruix, que seroit devenue cette

armée qu'on a vue sous vos ordres convertir au moins en problême le jugement anticipé de l'Europe sur la marine française, frapper d'étonnement les nations maritimes et faire présager à la France des triomphes prochains ? Comment auroit-elle paralysé les efforts de 80 vaisseaux armés contre nous dans la Méditerranée, si la petite vérole étoit venue énerver le courage, éteindre le dévouement et ralantir l'activité des généreux républicains à qui, plus généreux encore, vous prétendez que la patrie doit l'honneur de la campagne.

Une épidémie varioleuse pouvoit d'un jour à l'autre vous faire perdre le friuit de l'obéissance et de la discipline sévère, dont vous vous louez à si juste titre. Ce que n'ont pu faire les ennemis dont vous avez trompé la vigilance, la petite vérole pouvoit l'effectuer en leur faveur ; les maladies qu'elle aggrave pouvoient dans le plus beau de votre gloire, vous faire tomber au pouvoir de ceux que vous avez affrontés sur le théâtre resserré de la Méditerrannée.

Sûrement, amiral, vous n'ignorez pas que plus d'un médecin de votre armée a eu en mer des petites véroles à traiter. Je me suis trouvé dans ce cas à bord du vaisseau la *Convention*, avant de mouiller à Toulon, et après en avoir appareillé.

Quoi! les marins, cette classe précieuse d'hommes intrépides qui, sans cesse exposés dans leurs travaux non moins périlleux que pénibles, ont constamment un ennemi à craindre, quand ils n'en ont pas plusieurs à redouter, n'ont-ils donc plus rien à espérer du côté de la salubrité? ne fera-t-on pas enfin ce qu'il convient pour, au moins, les soustraire aux dangers de la petite vérole naturelle?

Il devient plus que jamais indispensable d'avoir, particulièrement à Brest, un établissement permanent pour l'inoculation des jeunes marins. Si l'on excepte quelques jours d'été, toutes les saisons y sont propres. L'intérêt général l'indique et rien ne le contr'indique.

Si l'on pense avec l'ex-ministre *Truguet* que l'existence permanente d'un foyer putride au milieu d'un port, ne soit pas sans inconvénient, si non, à raison d'un danger réel, au moins relativement aux craintes que pourroient contracter les citoyens. Pourquoi n'adopterait-on pas les vues sages de cet administrateur militaire ? Il faut, continue-t-il, dans la lettre déjà citée, un local vaste avec une promenade qui réponde à son étendue, un local qui permette d'interdire toute communication des inoculés avec la ville ou le port, et à cet effet une petite isle ou une péninsule un peu élevée lui paroît, avec raison, préférable à tout autre local. Eh! quel endroit conviendroit mieux que l'isle *Tribèron* ? Elle n'oppose pas un seul inconvénient à tous les avantages desirables qu'elle présente et qui devroient lui avoir déjà mérité le titre d'*isle des Inoculés*.

Qu'on ne se laisse pas arrêter par la crainte d'accumule rles dépenses ! Un établissement de ce genre n'en exige point. La petite vérole que l'on prend par inoculation, met rarement dans le cas d'avoir besoin d'une autre nourriture que celle dont on use habituellement. Il suffira d'une coquerie pour la cuisson des vivres que les inoculés consommeroient à leurs bords ou à la cazerne des marins. A peine sera-t-il besoin de quelques médicamens ; et quant aux lits, on fera bien de préférer les hamacs, qu'on aura la précaution de désinfecter de tems à autre.

Citoyen Najac (1), administrateur zélé autant qu'habile, dont on ne révère pas moins la philosophie aimable, que les talens administratifs, hâtez-vous de mériter plus complètement, encore s'il se peut, l'amour de vos concitoyens et l'estime du gouvernement en lui remettant sous les yeux, la nécessité de l'établissement en question. Reproduisez le projet de l'ex-ministre *Truguet*. S'il en étoit besoin, vous auriez pour vous seconder tous les généraux et les médecins qui l'ont provoqué dans le temps(2).

Au nom de l'humanité, pour l'intérêt de l'état et l'avantage de la marine, ne laisse pas passer cet automne sans avoir couronné des réclamations jusqu'aprésent infructueuses.

S'il est vrai que l'inoculation en grand des jeunes marins n'a eu lieu que pendant quelques années ; le nombre des inoculés n'a pas

---

(1) Dans le tems Ordonnateur de la marine à Brest, aujourd'hui Conseiller d'état.

(2) J'ai déjà fait imprimer à ce sujet, une longue lettre adressée à l'inspecteur du service de santé de la marine. Puissent mes réflexions n'être pas perdues pour mon pays !

pour cela laissé que de devenir fort considérable. Le succès le plus éclatant a couronné toutes les opérations. Les jeunes médecins (1) y ont trouvé des moyens d'ajouter à leur instruction, et les habitans de Brest une suite d'expériences dont ils ont fait souvent leur profit.

En effet quel spectacle enchanteur, quel charmant coup-d'œil, quel variété de tableaux n'offre pas, aux yeux du voyageur instruit,

---

(1) La raison nous conduira-t-elle enfin à n'avoir que ce mot *médecin* pour qualifier tout homme qui, avec des connoissances convenables, s'occupe du soin si glorieux de prévenir les infirmités humaines ou d'y remédier.

L'école de médecine de Paris, où je m'honore d'avoir été du nombre des élèves de la patrie, a fait frpper une médaille représentant Ambroise Paré et Fernel, avec cette légende : *l'art ramené à sa première unité.*

Qu'il est beau de voir l'une des plus célèbres, et peut-être aujourd'hui la plus belle école de l'univers ramener à ses vrais principes l'art trop long-temps divisé d'Hypocrate.

L'ignorance, toujours orgueilleuse, et d'autant plus avide de distinction, qu'elle mérite d'avantage cette foule de jolis enfans que rassemblent sur le *champ de bataille* et *sur le cours*, les moindres beaux jours de la saison !

Parens fortunés qui, de vos balcons, spectateurs des amusemens de cette brillante jeunesse, pouvez fixer vos regards sur les gages de votre m. our, quelle satisfaction ce doit être pour vous de voir arrêter un moment le passant, et de l'entendre s'écrier dans l'admi-

---

d'être constamment humiliée, a pu seule imaginer qu'il y avoit deux sortes de médecines et qu'il falloit pour les exercer séparément, deux classes bien distinctes de médecins.

N'être que ce qu'on entend vulgairement par médecin ou chirurgien, c'est, à mon avis, n'être ni l'un ni l'autre.

Malheur à l'honnête homme, au bon père de famille qui a la témérité de se confier lui ou ses enfans à de pareils individus : médecins empyriques ou barbiers de village assez mal-adroits, ces gens-là ne sont propres qu'a grossir la foule des charlatans.

Ces assassins ambulans que les Parques irritées laissent vivre pour le malheur du genre humain, et qui, à la faveur de quelques misérables certificats ou lettres patentes, en imposent à la crédulité des sots ration : *quelle est belle ; cette jeune demoiselle* ! *Dieu* ! *le beau garçon* ! C'est alors que, payant à l'inoculation un juste tribut de reconnoissance, vous devez vous féliciter de lui devoir la garantie de la vie et de la beauté de vos enfans.

Quel dommage que, dans ces grouppes sans cesse variés, l'œil toujours satisfait n'ait pas à se promener uniquement sur des chefs-

---

et tuent impunément la plupart de ceux qui ont la sotise de se mettre entre leurs mains.

Qu'on ne dise donc plus qu'un même homme ne sauroit exercer à la fois ces deux grandes branches de la médecine, et que pour les cultiver avec fruit, il faut opter entr'elles et se borner à la pratique d'une seule. Cette supposition abusive autant qu'absurde, n'est désormais supportable que dans la bouche d'un homme inepte ou paresseux, et propre, tout au plus, à faire un infirmier passable ou un misérable *frater*. Il est vrai que pour toucher au double but, il faut perdre moins de tems dans les spectacles et dans les places publiques, pour en passer davantage dans les amphithéâtres, les hôpitaux et les bibliothèques, conditions sous lesquelles il n'y a ni succès à obtenir, ni considérations à mériter, ainsi que je le dirai plus au long dans mes vues, sur les moyens d'améliorer la médecine navale.

d'œuvres de la nature et de l'art. Pourquoi la laideur, mêlée aux beautés de son âge comme une plante parasite au milieu d'un brillant parterre, vient-elle fatiguer la vue et glâcer l'imagination par l'aspect hideux des ravages de la petite vérole naturelle ?

Enfant malheureux, qu'elle a si cruellement flétri, tu ne prévois pas encore toute l'horreur de ta position. Le charme de la vie est détruit pour toi dès l'aurore de tes jours ; jamais l'amour ne pourra se familiariser avec ta laideur ; les plaisirs allarmés fuiront à ton approche ; l'humiliation, l'injuste humiliation et l'inanité des vains desirs t'attendent à chaque pas de ta pénible carrière (1).

O vous qui n'osez encore vous déterminer, parens irrésolus, dont l'excessive tendresse

---

(1) La nature qui semble presque toujours vouloir consoler ceux qu'elle afflige, a dédommagé cet enfant de la laideur de son physique par la beauté de ses qualités morales; on n'a pas en effet une plus belle ame, plus de douceur et de sensibilité; puissent les charmes de son esprit surpasser un jour la difformité de sa figure, de manière à la rendre au moins supportabe aux yeux d'un amant!

peut à chaque instant compromettre la vie et la beauté de vos enfans ; voyez d'un côté celui que je viens de vous peindre ; considérez ensuite ces jeunes beautés qui, riches des bénéfices de l'inoculation, sont pour ainsi dire l'ame de nos promenades, l'ornement de nos plus belles demeures, l'objet de l'admiration générale ; l'orgueil, le louable et légitime orgueil des parents qui ont le bonheur de leur avoir donné le jour : admirez combien la nature elle-même semble se plaire à animer et à perfectionner leurs charmes naissans.... Régularité des traits, élégance des formes, de l'enjouement, des graces, une santé parfaite ; tels sont les résultats ordinaires de l'inoculation et les caractères invariables qui distingueront toujours, dans le nombre des enfans du même âge, ceux qui ont subi cette opération salutaire.

Quelle crainte peut donc vous retenir, ou quel espoir plus flateur vous anime ? Pensez-vous qu'exceptés du sort commun, vos enfans abandonnés aux effets du hazard, en seront mieux traités, ou peut-être espérez-vous qu'ils n'auront jamais la petite vérole ? Rejettez, hâtez-vous de rejeter cette erreur populaire, le plus meurtrier des préjugés contraires à l'inoculation ! Nul ne peut se flatter d'être exempt de la petite vérole.

Respectables mères, femmes aimables, que je voudrois intéresser dans votre propre cause, que ne puis-je vous voir toutes suivre avec confiance l'avis que je vous donne ! Vous n'avez rien à craindre de mes conseils ; né au milieu de vous, et pour ainsi dire élevé dans votre société, je partage tous vos intérêts. C'est à votre école qu'ont germé mes foibles talens ; et si jamais le desir de vous plaire les développe autant que je le souhaite, croyez qu'ils seront toujours consacrés au bonheur de vous servir.

Si l'on pouvoit suspecter la solidité des principes de la doctrine que je professe, si je croyois que sa pratique pût coûter une larme, une seule larme légitime à la mère timide, que cet avis auroit enhardie, je me hâterois de briser ma plume, et ma bouche ne voudroit seulement plus prononcer le mot *inoculation*.

Cependant doit-on l'admettre indifféremment et sans restriction ? Convient-il de secouer brusquement les préjugés qui existent contr'elle ? Les dépositaires de l'enfance doivent-ils m'en croire sur parole ? Le choix du virus, celui du sujet, la saison, l'âge, le régime ne sont-ils pas autant de points capitaux dont il sera nécessaire de traiter particulièrement? Oui sans doute, déjà des médecins habiles ont approfondi cette matière et repondu avec succès à toutes ces quertions. Peut-être un jour oserai-je publier moi-même à cet égard les leçons que l'étude et l'expérience m'auront fait recueillir.

Fasse le ciel que la sollicitude maternelle, réveillée à ma voix, prête l'ouïe à mes conseils; qu'elle goûte et chérisse mes principes! Que les sentimens qui m'animent échauffent le cœur de quelques bonnes mères; qu'il m'arrive par fois de voir la beauté conservée sur mon avis, me sourire de reconnoissance; et j'aurai alors obtenu la plus chère, la seule récompense à laquelle j'aspire.

BIBLIOTHÈQUE ROYALE

www.ingramcontent.com/pod-product-compliance
Ingram Content Group UK Ltd.
Pitfield, Milton Keynes, MK11 3LW, UK
UKHW020449230726
13925UKWH00005B/1840

9 782013 579865